ÉTUDE PRATIQUE

SUR LES

EAUX MINÉRALES NATURELLES

Gazeuses, Salines et Ferro-Alcalines

DU

MONESTIER DE CLERMONT (ISÈRE)

PAR

Le Dr Pol VERNON

« On a fait jusqu'ici l'anatomie
« des eaux minérales : il est
« temps d'en faire la physiologie.
« GUBLER. »

PARIS

IMPRIMERIE TYPOGRAPHIQUE MAYER ET Cᵉ

18, rue Richer, 18

—

MDCCCLXXXVI

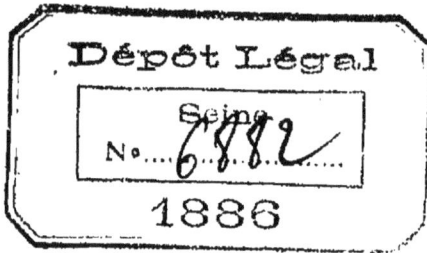

ÉTUDE PRATIQUE

SUR LES

EAUX MINÉRALES NATURELLES

DU

MONESTIER DE CLERMONT (ISÈRE)

ÉTUDE PRATIQUE

SUR LES

EAUX MINÉRALES NATURELLES

Gazeuses, Salines et Ferro-Alcalines

DU

MONESTIER DE CLERMONT (ISÈRE)

PAR

Le Dr Pol VERNON

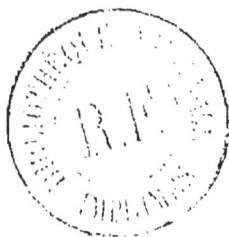

« On a fait jusqu'ici l'anatomie
« des eaux minérales : il est
« temps d'en faire la physiologie.
« GUBLER. »

PARIS

IMPRIMERIE TYPOGRAPHIQUE MAYER ET Cᵉ

18, rue Richer, 18

MDCCCLXXXVI

LE MONESTIER DE CLERMONT

L'eau minérale naturelle du Monestier-de-Clermont est fort anciennement connue. Mais son usage sanitaire ne date guère que de l'année 1639, époque à laquelle Pierre de Vulson, sire des Grands-Prez, lui conféra ses lettres de noblesse, dans une curieuse étude intitulée : « *L'ordre qu'il faut observer en l'usage des eaux minérales acides du Monestier-de-Clermont.* »

Les trois sources principales de cette intéressante station émergent, au milieu d'une de ces vastes et admirables prairies de l'Isère, à deux ou trois cents mètres l'une de l'autre, dans un charmant vallon que traverse la route nationale de Grenoble à Marseille. Le climat de ces régions est d'une salubrité proverbiale. L'air y est pur et fortifiant. Le touriste y rencontre, pour ainsi dire à chaque pas, le col du Faux par exemple, des promenades variées, embellies de bois et de bosquets, couronnées de montagnes élevées, qui fournissent les plus attrayantes excursions, les plus pittoresques points de vue.....

Citons parmi les principales excursions : le *Pont de Brion*, 150 mètres de hauteur ; les gorges d'*Esparon* ; le défilé des *Baumettes* ; le *Mont-Aiguille*, l'une des merveilles du Dauphiné ; la profonde et fertille *vallée de la Gresse* ; la *chaumière fabuleuse de Cassoulet* ; les ruines des châteaux de *Miribel* et du *Gua*, le château de *Rivoiranche*, dont le propriétaire, le comte Alexandre de Massas vient de mourir, laissant dans le pays d'impérissables souvenirs de droiture et de générosité, etc. A l'orient les coteaux de *Saint-Martin-de-la-Cluze*, la *Fontaine ardente*, la gorge de la *Combe-Noire*, les vallées *de Vif et de Claix*, et enfin le magnifique *bassin de Grenoble*. Les environs du Monestier de Clermont valent (on le voit), ceux d'Allevard, d'Uriage, d'Oriol : on peut même dire qu'ils sont le plus beau fleuron de la couronne de l'Isère, cette terre bénie des amis de la nature.

Les eaux minérales du Monestier ne valent, non plus, pas moins (si elles sont moins connues) que les autres eaux, déjà célèbres, du département. Après le Dr Frier (1821), le Dr Sylvain Eymard (de Grenoble), chargé d'une mission spéciale d'études par l'administration préfectorale, écrivait, dès 1860, que la situation du Monestier de Clermont *permettait d'y créer un établissement à la fois utile à l'humanité et avantageux pour l'Isère.* Cette vérité est reconnue aujourd'hui de tous les bons esprits. Mais il est probable que le Monestier prendra, d'abord, une immense vogue comme *eau transportée,* avant de devenir le siège d'une *station à la mode.....*

ANALYSE CHIMIQUE

EAUX MINÉRALES NATURELLES HYGIÈNIQUES

Gazeuses, Alcalines, Ferrugineuses, Salines du

MONESTIER DE CLERMONT

Près de GRENOBLE (Isère)

Suivant le Docteur Sylvain Eymard et le rapport du savant académicien Devergie :

« C'est à la rare et heureuse combinaison chimique qui les caractérise, à leur saveur piquante et agréable, aux belles cures qu'elles

ont opérées, qu'elles doivent la réputation dont
elles jouissent en leur double qualité d'eaux
hygiéniques et médicales : Cette eau réunit
toutes les conditions les plus avantageuses
comme boisson de table. »

DERNIÈRE ANALYSE

L'analyse des eaux de la source dont il s'agit a été
faite en dernier lieu au mois de juillet 1884 par M. Lory,
correspondant de l'Institut, doyen de la Faculté des
sciences de Grenoble, directeur du laboratoire départe-
mental de l'Isère, qui a obtenu pour un litre d'eau :

RÉSIDU SALIN DE L'ÉVAPORATION (SELS ANHYDRE)

Carbonate de soude	1g388
— de chaux	0.900
— de magnésie	0.252
Sulfate de soude	0.090
Chlorure de Sodium	0.139

Résultat qui peut s'interpréter comme suit, en remar-
quant que les sels doivent se trouver dans l'eau à l'état
de bicarbonates.

Bicarbonate de soude	2g20°
— de chaux	1.46°
— de magnésie	0.43°
Sulfate de soude (anhydre)	1.09°
Chlorure de sodium	0.14°

C'est l'analyse de la source précédente qu'on va exploiter.

A simple vue, cette analyse indique déjà, par
elle-même, à l'observateur superficiel, que nous
avons affaire à une eau « *tenant le juste milieu
entre celles qui renferment trop de principes
minéralisateurs et celles qui n'en ont pas assez*».
La combinaison chimique desdits principes an-
nonce, de plus, une source agréable à boire, non
irritante, d'une action douce et efficace à la fois,
ce qui est bien rare.

Le Dᴿ Labarthe classe cette eau parmi les bicarbonatées calciques froides. Mais il est clair qu'elle est gazeuse, c'est-à-dire acidule ; et non seulement alcaline, mais encore ferrugineuse et saline, si l'on se base sur l'étude de sa composition chimique. Elle appartient donc à cette classe si intéressante des *eaux moyennes*, dont la réputation minérale, non exclusive, vient compléter si heureusement la gamme des thermes à composition nettement définie.

Aux sources, elle bouillonne vivement et dépose un sédiment ocreux, très riche en fer. Mise en bouteille, elle fait sauter le bouchon.

Liquide incolore, transparente, limpide, mousseuse et pétillante, l'eau de Monestier de Clermont a une saveur franchement aigre, fraîche et piquante. Sa réaction est si nettement acidule, qu'elle rougit instantanément le tournesol. Sa limpidité, d'après le Dᴿ Dorgeval Dubouchet, est traversée par « une si grande quantité de bulles de gaz acide carbonique, qu'il n'est pas rare de trouver, sur ses bords, des oiseaux qui, en venant se désaltérer, ont péri d'asphyxie ».

C'est cette teneur élevée en un gaz éminemment *conservateur*, qui fait que ces eaux se prêtent à merveille à l'embouteillage et au transport. Elles brillent, par cela même, au premier rang des *eaux hygiéniques* dites *de table*, capables de jouer dans l'alimentation et le bien-être modernes un rôle puissant et primordial.

C'est au Dr Gueymard, et surtout à l'éminent chimiste Ossian Henry, que nous devons la connaissance de la présence du *fer* dans l'eau de notre Monestier. Le dépôt ocreux et l'arrière-goût un peu acerbe annoncent déjà cette présence, qu'a confirmée pleinement l'analyse chimique : « La composition du Monestier, dit M. O. Henry, le rapproche des bicarbonatées du centre, *renfermant du bicarbonate de fer en plus ou moins grande quantité.* » C'est donc une eau *martiale*, mais admirablement tolérée, non seulement parce qu'elle est un liquide animé et vivant, naturellement préparé dans le mystérieux laboratoire de la Nature, mais encore parce que les sels ferreux y sont combinés aux alcalins et à l'acide carbonique, *qui en est le passe-port* (Durand-Fardel).

Le Monestier (on le voit) se rapproche de ces eaux (que Gubler aimait à dénommer *lymphe minérale*) qui, par leur composition, se rapprochent étrangement de la constitution du liquide sanguin, sont supérieurement assimilées par les tubes digestifs les plus réfractaires et les plus délicats, et triomphent rapidement des anémies, de la chlorose, du lymphatisme et autres altérations du sang.

Mais. avant d'entrer dans les détails de *l'action curative* de nos eaux, il est rationnel d'en dire quelques mots au point de vue hygiénique, puisque le Monestier est *admirablement transportable*, et que (grâce au caractère désintéressé de ses propriétaires, auxquels je me plais à rendre ici hommage) son prix, peu élevé, lui donne un facile accès sur toutes les tables.

SON EMPLOI ALIMENTAIRE HYGIÉNIQUE

Les personnes bien portantes ne doivent évidemment pas abuser des eaux minérales. Mais il est utile, surtout en été, et dans les grandes villes (où les eaux d'alimentation sont si fréquemment viciées par des causes contaminatrices diverses), il est utile, dis-je, de couper son vin, aux repas, avec des eaux de sources, à l'abri de toute suspicion. Chacun sait le rôle important joué par les eaux de boisson dans la production de diverses maladies; sans parler des vers, tœnias, etc., chacun sait que la dysenterie, la fièvre typhoïde et le choléra pénètrent le plus ordinairement dans l'organisme humain par cette voie.

Or, prises aux repas, les eaux du Monestier de Clermont ajoutent, d'abord, aux agréments de la table. Elles pétillent comme du Champagne; leur fraîcheur améliore les vins les plus médiocres. Elles stimulent l'appétit et achèvent ja digestion. Elles donnent à l'estomac et à tout l'organisme une sensation marquée de bien-être, et ce bien-être ne tarde pas à retentir sur l'esprit, puisqu'il est vrai que la félicité a son siège dans un bon estomac, et que toute joie vient du ventre !

Apéritives et digestives, résolutives et reconstituantes, quels services ne rendent-elles pas aux fonctions gastriques de nos contemporains, si souvent atteintes par la mauvaise hygiène et par les exigences homicides de la lutte pour la vie ! Elles facilitent les sécrétions de la bile et du rein, régularisent les évacuations alvines et les sueurs, par les alcalins qu'elles renferment. Par l'acide carbonique, elles accélèrent les sécrétions et apaisent les susceptibilités d'un système nerveux exalté de plus en plus par la civilisation, cette ennemie ou plutôt cette antagoniste de toute santé régulière...

Insensiblement, et sans le savoir (comme M. Jourdain faisait de la prose), le fonctionnement organique se modifie sous l'influence de cette excellente boisson, l'équilibre se fait entre l'assimilation et la désassimilation, *par une action, remarquablement élective, sur le tube gastro-intestinal.* Boisson tempérante et amie de l'estomac, le Monestier met en fuite la mau-vaise digestion, les vertiges, les crampes d'estomac, les dyspepsies glaireuses et la chloro-anémie, qui sert, le plus ordinairement, de support à toutes ces indispositions.

Légèreté, action digestive, action tonique et dynamique puissante, que faut-il de plus, pour constituer une eau de table selon l'hygiène?... Nous avons vu le Monestier guérir (pris en mangeant, à doses normales) des gastralgies rebelles et les vomissements (si fatigants pour les médecins et pour les malades) liés aux premiers mois de la grossesse. Ces observations à elles seules suffiraient déjà pour éclairer l'opinion sur la valeur *eupeptique* considérable de notre belle source de l'Isère.

Quand l'opinion sera plus instruite et mieux éclairée, les eaux de Seltz *artificielles* disparaîtront de nos tables, et leurs siphons seront remplacés par des eaux minérales *naturelles*, telles que le Monestier de Clermont, recommandables pour leur goût agréable et leurs propriétés vraiment hygiéniques. Les Académies et les Sociétés savantes ont, à diverses reprises, réclamé la surveillance dans la fabrication des eaux gazeuses. Il est déplorable qu'à Paris, on boive encore des eaux de Seltz préparées avec de

l'*eau de Seine*, rendue « épileptique » par l'ad-
dition chimique de 2 ou 3 atmosphères d'acide
carbonique ! Il y a bien longtemps qu'à Londres,
la fabrication des *soda-waters* est réglementée
par l'hygiène publique, et ne s'opère qu'avec les
eaux de source les plus pures...

ACTION THÉRAPEUTIQUE

Cette action a été reconnue par tous les savants et spécialistes qui ont bien voulu s'occuper de nos modestes naïades, dont le vrai mérite s'est toujours effarouché d'une *publicité* ... plus ou moins scientifique, (publicité dont est faite, hélas ! la gloire de bien de ses aînées) !

Nous avons vu déjà l'opinion autorisée d'Ossian Henry. Voici maintenant celle du savant professeur Würtz dont la science pleure la perte prématurée :

M. Wurtz a signalé à l'Académie de médecine « la richesse de nos eaux en carbonate de fer et montré l'action préservatrice qui résulte, dans ces eaux, de la présence des chlorures et des sulfates alcalins. empêchant chimiquement

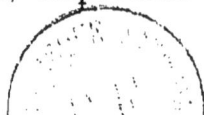

l'oxydation des carbonates » (Hydrol. méd·
1881).

Le Dr GUBIAN, médecin-inspecteur: « L'eau
du Monestier de Clermont convient dans tous
les troubles des voies digestives. »

Le Dr EYMARD : « Ces eaux sont, à la fois, ra-
fraîchissantes, toniques, digestives, anti-acides,
apéritives, calmantes, légèrement purgatives, à
la dose d'un litre environ. Elles conviennent
parfaitement dans tous les cas qui requièrent ces
propriétés. Même réduites par le chauffage à
l'état purement alcalin et salin, elles sont encore
susceptibles de remplacer avantageusement en
bains les plus renommées en ce genre. »

Le Dr ROTUREAU, le célèbre hydrologiste du
Dictionnaire encyclopédique : « Leur action est
apéritive et diurétique, facilite la digestion et
fait sortir du rein les sables et les graviers.
L'eau du Monestier de Clermont peut rivaliser
avec les meilleures eaux de table et en particulier
avec Saint-Galmier. »

Le Dr DUMOLARD, membre du conseil d'hygiène, certifie « que nos eaux sont puissamment
reconstituantes et constituent une boisson très
utile en temps d'épidémie ». Cette opinon si vraie
est corroborée par un *Rapport officiel* des plus
favorables du conseil d'hygiène . . . .

. . . .

Le Dr MICHAUD, professeur honoraire à l'école de médecine de Grenoble, nous écrivait enfin, dernièrement, une lettre dont nous extrayons les passages suivants :

Vous avez appris que, depuis de longues années j'ai fait usage, dans ma clientèle, de l'eau minérale du Monestier de Clermont ; Vous désirez connaître mes appréciations sur les résultats thérapeutiques que j'ai obtenus.

Malheureusement je n'ai pas conservé le relevé des observations principales, qu'à bon droit j'aurais dû garder ; mais je puis vous donner l'ensemble *des effets heureux, presque héroïques que j'ai obtenus avec cette eau minérale dans bien des cas de gastralgies chroniques, surtout de celles qui sont accompagnées d'un état chloro-anémique produisant des vertiges de différentes formes, principalement celle que l'on nomme vertige à stomacho beso, si commune et si rebelle, que j'ai obtenu des résultats merveilleux et relativement rapides. Dans la dyspepsie simple, je crois que l'usage des eaux minérales du Monestier a par ses principes constituants, une supériorité indéniable sur les congénères de St-Alban, de St-Galmier, surtout lorsque par de bons procédés de captation on lui aura conservé la presque totalité de son acide carbonique.*

L'eau du Monestier m'a rendu de grands services dans des cas de constipation opiniâtre, car par les sels de magnésie qu'elle contient elle est légèrement laxative et ne fatigue jamais les organes de la digestion, ce qui en permet un usage prolongé.

Comme conclusion sur mon appréciation du mérite des eaux minérales du Monestier de Clermont, je n'en connais pas comme eaux minéralisées moyennes qui équivalent à celles-là.

Nous n'en finirions pas, si nous voulions énumérer ici tout le bien qu'on a dit du Monestier de Clermont. Nous avons hâte, du reste, de passer maintenant en revue les applications thérapeutiques spéciales de nos eaux à la cure des diverses maladies.

EMPLOI MÉDICAL ET CURATIF

En nous reportant à la remarquable analyse
du professeur Leroy et de l'ingénieur Gueymard,
contrôlée par M. Lory, doyen de la Faculté des
sciences, nous voyons que le Monestier de Clermont renferme des bicarbonates alcalins (soude,
chaux, magnésie), du silicate d'alumine, du chlo-
rure de sodium, des sulfates de soude, magnésie
et chaux, du protoxyde de fer et de l'acide carbonique.

Cette composition complexe nous rendra
compte de la complexité de son action curative.

Convalescences. — Une application qui tient le
milieu entre les applications hygiéniques et les
applications médicales proprement dites, c'est
celle des eaux minérales aux convalescences. Eh

bien! le Monestier de Clermont est admirablement approprié, de par ses propriétés et sa composition, à servir, comme boisson tempérantes, dans les maladies aiguës, et comme boisson alimentaire au déclin des fièvres graves telles que la *fièvre typhoïde*, alors que le tube digestif est épuisé et que l'anémie est à son comble. C'est un agent de *stimulation*, propre à augmenter l'action du cœur, à aider l'intestin à réparer ses lésions et à éliminer tous ses déchets, de telle façon que *l'on évite toute rechute de la maladie*. Notre eau se boit sans aucun danger de révolte de la part de l'estomac ; d'ailleurs elle se mêle admirablement au lait, aux sirops, au vin, à la bière, et peut servir à la confection d'excellents grogs.

Le Monestier de Clermont peut être considérée, à juste titre, comme une *eau martiale gazeuse*, qui permet l'assimilation sans effort, par le tube digestif, des principes ferrugineux les plus précieux : d'où, régénération rapide des globules rouges du sang, dans les convalescences, les chloroses, les saignements de nez répétés, les hémorragies de l'accouchement et de la délivrance, etc. Dans tous ces cas, les préparations ferrugineuses pharmaceutiques (on le sait) sont, ordinairement, mal tolérées, ainsi que dans les névralgies et les névroses liées à un état de *faiblesse* et d'appauvrissement du liquide sanguin. Le Monestier de Clermont fait alors merveille, et, c'est facilement que je pourrais le démontrer, par diverses observations cliniques récemment prises. Cette eau a donc son indication évidente dans toutes les débilités organiques. Elle remonte rapidement le taux des forces, surexcite *les fonctions génésiques*, et rend de grands services dans la spermatorrhée par atonie, grâce au fer et à l'acide carbonique, si heureusement combinés en elle par la chimie, l'excellente chimie de la Nature, bien préférable (comme le disait excellemment Bourdon) à la chimie du laboratoire !

Maladies du tube digestif. — Dans le Monestier de Clermont, les sulfates et les bicarbonates tempèrent heureusement l'action irritante du fer sur l'estomac et l'intestin. Aussi cette eau est elle remarquablement efficace dans la pléthore abdominale, l'*obésité*, les engorgements des viscères, etc...

Elles agissent sur le foie en augmentant la sécrétion biliaire. D'où leur emploi contre les coliques hépatiques. Mais c'est à haute dose qu'il faut les faire boire, dans ces cas, afin d'obtenir cet effet purgatif qui triomphe des constipations les plus opiniâtres, sans offrir le danger des pur-

gatifs ordinaires pour les constitutions débiles.
A doses faibles, elles n'agiraient que sur les congestions légères du foie.

De l'avis de tous les observateurs, le Monestier de Clermont est particulièrement efficace
pour engager la lutte *contre l'atonie des voies
digestives* et résoudre les irritations commençantes du foie, surtout lorsqu'elles sont liées à
l'arthritisme. Grâce probablement au bicarbonate de magnésie, elle régularise les évacuations alvines et devient ainsi précieuse dans les
entérites anciennes et dans les *diarrhées des
pays chauds* surtout, où l'économie a besoin, en
outre, de principes ferrugineux pour réparer les
désordres de l'anémie intertropicale (Tonkin,
Cochinchine, Madagascar).

Dans les *états hémorroïdaires*, elle rend les
plus signalés services. Ses chlorures (de sodium,
de potassium et de magnésium) ont, en effet, la
plus heureuse action sur le sang. Son alcalinité,
éminemment légère, n'offre pas, on le conçoit,
les périls trop connus des eaux sodiques fortes.
Ingérées, les eaux naturelles du Monestier de
Clermont causent, immédiatement, une sensation marquée de chaleur épigastrique. Une
ébriété carbonique, passagère, fait sourdre, ensuite, dans tout le tube digestif, une sorte d'excitation de bon aloi, bientôt remplacée par

une douce et agréable sensation d'apaisement.

Le Monestier, lorsqu'on en use habituellement, fluidifie le sang et la bile : ce qui explique sa valeur dans la pléthore abdominale et dans la surcharge graisseuse des intestins, qu'accompagne si fréquemment la débilitation globulaire. Non seulement l'excellente eau de l'Isère fortifie les digestions languissantes, chez les constitutions molles et lymphatiques, mais elle enraie à la longue l'hypocondrie, elle calme les dyspepsies glaireuses et flatulentes, comme les diarrhées catarrhales. Elle guérit enfin les épisodes morbides diverses du *ralentissement nutritif*, puisqu'elle va même jusqu'à modifier les manifestations cutanées de la scofule, de l'herpétisme et de la syphilis.... Stoll avait bien raison, lorsqu'il signalait l'importante relation des dermatoses avec les affections du tube digestif.

Diathèses. — Cela nous amène à dire quelques mots de l'action de nos eaux sur les maladies diathésiques. Dans toutes ces affections protéiformes, goutte, gravelle, rhumatismes, l'usage interne de la source du Monestier de Clermont est particulièrement indiqué, non seulement parce que cette eau est une *eau de régime tonique et sédative* qu'elle réveille l'appétit et l'assimilation, qu'elle déterge les sécré-

tions et relève la nutrition organique, mais surtout parce qu'elle met obstacle véritablement à
la formation des calculs d'acide urique. Elle
contient, en effet, des *silicates*, qui, même en
quantité extrêmement minime, ont une action
thérapeutique marquée dans ce sens, ainsi que
j'espère le prouver dans le paragraphe suivant.

Appareil uro-génital. — Je trouve dans la
loyale et consciencieuse étude du Dr Eymard, intitulée « *Justice à qui de droit !* » l'appréciation
suivante : « Non seulement les eaux du Mones-
« tier de Clermont n'ont jamais produit d'acci-
« dents fâcheux, mais elles jouissent encore
« d'un privilège que lui attribuent les femmes
« du canton, bons juges en pareille matière,
« *celui qu'eurent autrefois certaines eaux du*
« *Nord de la France, de rendre une de nos rei-*
« *nes féconde.* Avis donc aux jeunes dames qui
« soupirent après cet intéressant état sans pou-
« voir y parvenir ! » Rien n'est plus probable
que ces propriétés fécondantes, communes à des
eaux analogues, puisque au XVIe siècle les bour-
geois de Francfort stipulaient dans leurs con-
trats que leurs femmes n'iraient, plus de deux
fois en leur vie, à Schwalbach, de peur qu'elles
ne fussent trop souvent mères !! Or, Schwal-

bach a, avec notre Monestier, les plus grandes
analogies de composition chimique...

On conçoit fort bien que les eaux reconstituantes et martiales soient capables de combattre efficacement les *stérilités de la chlorose*, de
l'aménorrhée et de la dysménorrhée, en luttant
contre la faiblesse des organes générateurs. Il
en est de même pour *l'impuissance* chez
l'homme, surtout lorsqu'elle est due à des excès
antérieurs qui ont semé le désordre dans l'inner-
vation des centres génito-spinaux.

Quant à l'action des *silicates* alcalins, Cons-
tantin Paul a prouvé péremptoirement qu'elle
s'exerce contre les manifestations arthritiques ou
goutteuses des reins et particulièrement la *gravelle*. Melsens, en administrant des silicates alcalins, supprime rapidement (et sans aucun danger
pour l'animal), l'acide urique, si abondant ordinairement dans les urines de ce carnivore. De
plus, les silicates *s'opposent à la décomposition
des urines*. C'est pourquoi, selon le conseil de
Dubreuil, les médecins feraient sagement d'ad-
ministrer les eaux du Monestier de Clermont à
tout malade devant subir une opération quel-
conque sur les voies urinaires. Ce précepte de
médecine préventive vaut, à lui seul, toutes les
méthodes opératoires nouvelles. Avis aux nom-
breux malades qui souffrent de la vessie, des

reins et des canaux uro-génitaux! Avis à tous
ceux qui ont besoin de modifier l'ardeur du
liquide urinaire, et d'obtenir ainsi cette action
mécanique et chimique de dépuration douce, en
vain cherchée par la pharmacie et pleinement
réalisée par la nature!

Le Monestier de Clermont peut être regardé
comme un liquide doucement diurétique. Son
ingestion est rapidement suivie d'une facile et
abondante émission *d'urines claires*. On conçoit
donc le calme qu'apportera cette médication, si
aisée à suivre, dans les irritations prostato-vé-
sicales, les blennorrhagies aiguës et aussi les
blennorrhées rebelles, qui dépendent si ordinairement de l'anémie ou d'une diathèse quel-
conque.

Notre source est également très appropriée,
par son heureuse composition, pour calmer la
soif inextinguible des diabétiques, et parfaire, à
domicile, une cure pharmaceutique ou hydro-
minérale. C'est surtout dans le *diabète d'origine
hépatique* que l'on obtiendra, avec le seul Monestier de Clermont une diminution des plus
sensibles du sucre urinaire.

Dans la gravelle, notre eau procède admirablement à cette opération purement physique
que Baud aimait à dénommer la *lessive rénale*.
C'est également pour cette raison que le Mones-

tier se trouvera indiqué, à la suite des opérations de lithotritie, pour nettoyer les voies urinaires des détritus opératoires. On peut en boire, dans la gravelle rouge, une ou deux bouteilles par jour, sans aucun inconvénient : continué durant plusieurs mois, l'usage habituel du Monestier de Clermont finira par combattre tout retour offensif des manifestations uricémiques.

———

Nous pourrions signaler encore bien d'autres applications pratiques de nos sources. Mais notre place est limitée, et puis :

Qui ne sut se borner ne sut jamais écrire.

Nous nous bornerons donc, en terminant, à attirer l'attention des savants et du public (ce public qui, ainsi qu'on l'a dit justement, a plus d'esprit que Voltaire), sur les eaux du Monestier de Clermont, auxquelles nous pouvons, sans être prophète, prédire l'avenir le plus brillant, — et, vous le direz avec nous — *le plus justifié.*

CONCLUSION

1° Très anciennement connues, les abondan-
tes sources du Monestier de Clermont (Isère)
offrent à l'analyse la minéralisation la plus riche
et la plus variée.

2° Leur composition indique des eaux à la fois
digestives et reconstituantes : et telles sont, en
effet, leurs propriétés primordiales.

3° Les eaux se conservent indéfiniment, lorsqu'elles sont bien embouteillées, et leur transport s'effectue sans la moindre altération physico-
chimique. Ce sont donc des *eaux de table*, des
eaux hygiéniques par excellence. Leur légèreté
ne leur permet pas d'avoir une action offensante
sur nos organes, et elles peuvent être bues par
toutes les constitutions et par tous les tempéra-
ments, sans aucun danger.

4° Les eaux du Monestier de Clermont ont été administrées, avec le plus grand succès, dans les maladies aiguës fébriles, les convalescences difficiles, les débilités dues à l'appauvrissement du sang et aux diathèses.

5° Leur action élective s'exerce principalement sur le tube digestif, et sur l'appareil du foie qui en est le plus important annexe. Les applications en sont très variées et, pour ainsi dire indéfinies, surtout lorsque l'organisme affaibli ne peut supporter la cure alcaline, dangereuse par la détérioration qu'elle détermine sur le milieu sanguin.

6° Enfin, le Monestier de Clermont s'applique merveilleusement, comme adjuvant, au traitement des maladies génito-urinaires, qu'elle modifie très puissamment, grâce aux éléments silicatés qu'elle renferme.

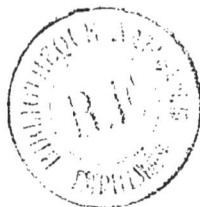

PARIS — IMPRIMERIE MAYER ET C°, 18, RUE RICHER

PARIS. — IMPRIMERIE MAYER ET Cⁱᶜ, 18, RUE RICHER

www.ingramcontent.com/pod-product-compliance
Lightning Source LLC
Chambersburg PA
CBHW060457210326
41520CB00015B/3982